TROISIE'ME PARTIE

traitant de la Nature, des propriétés, & du bon usage du Chocolat.

CHAPITRE I.

Du Chocolat en général.

PEU aprés la découverte du nouveau monde, nous apprimes de nos Voyageurs, qu'entre les autres commoditez de la vie, on y trouvoit une sorte d'aliment composé, qui servoit tout ensemble à rassasier & à desalterer les Americains, qui le mangeoient en pâte ou conſerve ſeche, & qui le beuvoient en liqueur. Nous apprîmes auſſi que ces mêmes Peuples comprenoient cette conſerve & cette liqueur ſous le ſeul nom de Chocolate ou Chocolatl, par cette raiſon que dans leur Langue naturelle *Choco* ſignifie ſon , & *atte* ou *atle* eau, car lors qu'on prepare cette liqueur, on l'agite avec un inſtrument de bois d'une maniere à faire du bruit , voila l'étimologie du nom de Chocolat.

Cet aliment étoit lors auſſi peu délicat que ſes inventeurs étoient peu raffinez; mais aprés la conquête de la nouvelle Eſpagne , les Eſpagnols qui ſe trouverent dans une espéce de necessité de s'accoûtumer à son usage, ne manquerent pas d'encherir sur ce qu'ils en avoient appris des Indiens, & de le rendre beaucoup plus agreable par la soubstraction de certaines drogues, qui sembloient n'y être mises que pour en augmenter la quantité, & par l'addition de divers aromatiques ou parfums qui pouvoient flatter le goût. Ce fut dans cét état qu'ils commencerent à le negotier en Europe & particulierement en Espagne, où il fut bien-tôt dans une estime presque générale : cependant comme il ne se peut guére conserver au de-là de deux ans, & que les Négocians consommoient souvent

vent une bonne partie de ce temps à leurs Voyages, ils furent obligez de changer la diſpoſition de ce commerce, & de nous apporter en ſubſtance, les ingrédiens qui ſont la baſe & l'eſſentiel de cette compoſition ; ce fut alors que nous en apprîmes le myſtere, & que nos Phyſiciens Scolaſtiques ſe firent fête d'examiner le formulaire de cette compoſition, & ſelon leurs mauvaiſes coûtumes, de former des argumens pour le ſophiſme, ſur un ſujet qu'ils ſembloient vouloir éclaircir, ſi bien qu'ils paſſerent bien tôt de la diſpute, à ces diſſentimens importuns, qui retiennent dans une cruelle incertitude ceux qui cherchent à s'instruire, ce qui a étably tant de faux préjugez, qu'entre un fort grand nombre d'Autheurs qui ont écrit jusques icy du Chocolat, il n'y en pas un seul même entre les plus modernes, de qui on puisse tirer aucune instruction édifiante; car les premiers aprés s'être vainement efforcez d'accommoder à leurs opinions particulieres, les principes insuffisans de l'ancienne Philosophie; & les Commentateurs qui sont venus ensuite, & ceux mêmes dont les ouvrages viennent d'occuper nos presses, ayant suivy la même route; les inutiles raisonemens des uns, se reduisent à cette conclusion que le Chocolat est froid; les argumens des autres à soûtenir qu'il est chaud; en un mot les consequences de quelques-uns, à cette prétenduë preuve qu'il est temperé, n'y ayant d'ailleurs aucunes autres differences entre ceux qui tiennent pour une même qualité, si ce n'est que les uns la mette au premier, les autres au deuxiéme, & quelques-uns au troisiéme & au quatriéme degré.

Comme je ne pouvois faire aucune application utile de cette doctrine, & que j'avois neanmoins pris la résolution d'approfondir mon sujet, je me suis trouvé contraint de negliger la lecture de ces Autheurs, & de me rendre certain par moy même des bonnes & des mauvaises qualitez du Chocolat par un examen physique & serieux, des ingrédiens qui entrent dans sa composition, & des qualitez, & propriétez qui en doivent resulter. Je ne sçay si j'auray travaillé avec succés. Je m'en rapporte au jugement des bons Physiciens & des bons Medecins, qui sont seuls capables d'en juger & d'encherir sur mes observations, s'ils les croyent dignes de passer à la posterité, ou de les censurer si elles sont assés défectueuses pour devoir être supprimées; que si je me trouve reduit dans le cas de cette censure, je la recevray avec d'autant plus de déference, que je n'expose ce projet qu'à deſſein d'être deſabuſé, ſi tant eſt que je ſois dans l'erreur, ou d'être confirmé dans mes ſentimens, ſi les habiles gens y applaudiſſent aſſés, pour me faire la grace d'y ajoûter leurs obſervations.

Avant que de finir ce Chapitre; Je dois faire obſerver, que nous avons connu par le Formulaire des Indiens, auſſi bien que par celuy des Eſpagnols, que le Cacao a toûjours fait la baſe & l'eſſentiel de la pâte de Chocolat, & que le Sucre a toûjours été employé pour doner du corps & de l'agrément à cette pâte: c'eſt pourquoy avant que de parler des ingrediens qui ont été ſouſtraits, & de ceux qui leurs ont été ſubſtituez par les reformateurs, je traiteray dans le Chapitre ſuivant de ces deux principales drogues.

CHAPITRE II.

Du Cacao, & du Sucre en particulier.

ON reconnoît icy, & ailleurs ſous le nom de Cacao, le fruit d'un arbre qui croit en differens lieux des Indes Occidentales, & principalement à Guatimala, Province de la nouvelle Eſpagne. Il eſt à peu prés de la grandeur & de la forme du Châtaigner. Les Indiens le nomment le *Cacava-*

qua huit, & les Europeens Cacaotal ou Cacavifere. Ce fruit eſt renfermé au nombre de vingt ou trente amandes dans une ſorte d'écoſſe, dont on peut comparer la forme exterieure à celle des melons.

Autrefois on croyoit que cét Arbre ne pouvoit fructifier ſans être à l'ombre d'autres plus grands Arbres, mais les Eſpagnols en ont planté avec ſuccés dans des Vergers fort découverts & même dans l'Iſle de Cuba, qui n'a que trois pieds de terre ſolide. On croyoit auſſi que ſon fruit ne pouvoit acquerir une parfaite maturité que dans l'eſpace de douze mois ou environ, & neanmoins on eſt maintenant convaincu qu'il rapporte chaque année en Juin & en Janvier, & que son fruit n'est pas si-tôt cueilly qu'il repousse de nouveau, en sorte toutefois que la recolte d'Esté est beaucoup plus considerable que celle d'Hyver, auquel temps il ne laisse pas de conserver ses feüilles, qui ne tombent qu'à mesure qu'elles renaissent. Ceux en faveur de qui on donne cette Histoire, seront sans doute bien aise de trouver icy la Figure de cét Arbre avec son fruit, & c'est pour leur donner cette satisfaction, qu'on l'a placée à la page suivante.

On

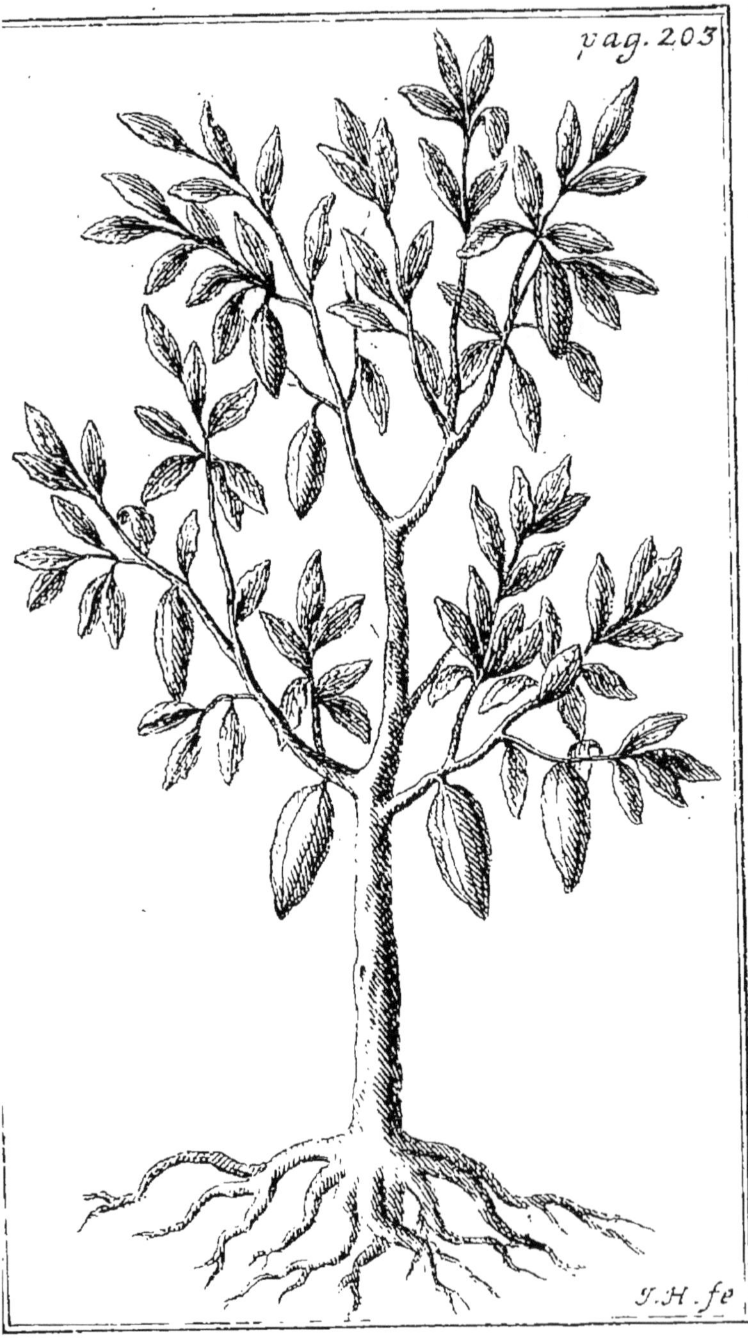

Cacauifere ou arbre du Cacao

On cueille ce fruit un peu vert, & lors qu'on a tiré les Amandes de leurs écosses, on les met secher au Soleil sur des Nattes de Jonc pour les rendre propres au commerce; car dans cét état elles se peuvent conserver pendant tout un siecle, & c'est par cette raison, & à cause du grand usage que les Indiens en ont toûjours fait, qu'elles leurs servoient en place de monnoye, pour negocier entre eux les commoditez de la vie, avant que les Europeens y eussent introduit le luxe & l'ambition.

Au surplus nos Voyageurs assurent que dans les Indes, on distingué le Cacao par quelques differences qui se trouvent dans ſa forme & dans ſa groſſeur, & en effet on nous en apporte icy de quatre ſortes qui ne ſont pas à beaucoup prés de même qualité; ce qui engage ceux qui veüillent faire du bon Chocolat, d'entrer dans quelque ſorte de choix & de diſcernement ſur le fait du Cacao, pour lequel on prendra des idées utiles dans l'inſpection de la Figure ſuivante, & principalement dans l'explication dont elle eſt immediatement ſuivie.

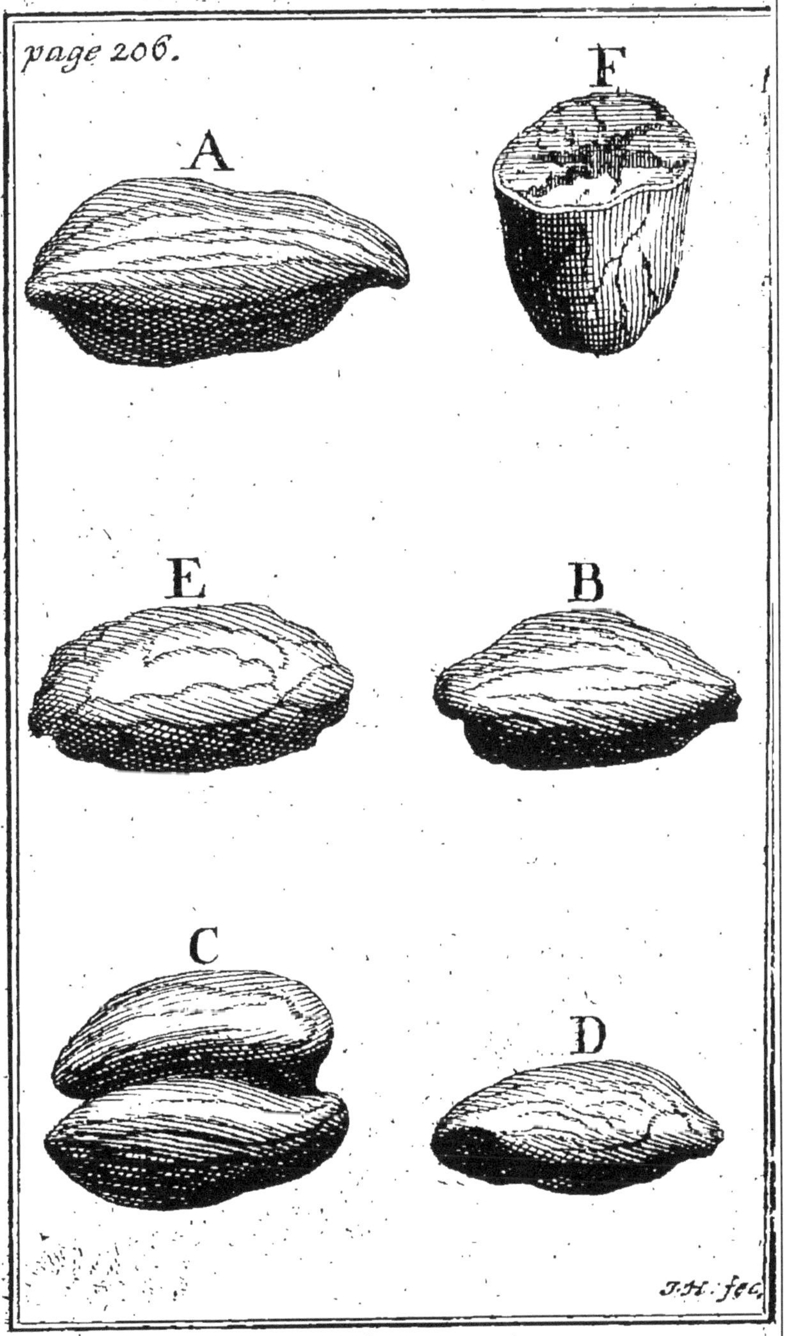

Cacao ou fruict du Cacauifere,

Pour l'intelligence de cette Figure, il faut ſçavoir que la plus groſſe eſpéce de Cacao eſt preſque toûjourss la meilleure. C'eſt celle dont le Caractere eſt marqué A. Les Amandes de cette ſorte ſont oblongues inégalés & élevées en rondeur dans le milieu de leurs deux faces. Leur pelure eſt d'un brun noirâtre, & même plus ſolide que celle des trois autres eſpéces, dont celle-cy eſt diſtinguée par le nom de gros noir.

Le Cacao qui eſt marqué B. & qui pour avoir la même forme & la même couleur peut être nommé petit noir, ſe trouve quelquefois plus ſavoureux, quoy que généralement parlant il ne doive être consideré que comme la seconde espéce en bonté, sa petitesse provenant pour l'ordinaire, de ce qu'il est venu dans un climat moins convenable à la nature du Cacavifere, n'y ayant que la terre de Portovello prés le Perou, où le Cacao noir vienne fort petit & tres savoureux.

Celuy qui est marqué C. est encor moins bon que le petit noir commun ; mais plus gros & meilleur que celuy qui est marqué D. ces deux dernieres espéces ont leurs faces fort applaties, & leurs pelures d'un rouge brun tirant sur le roux ; c'est pourquoy on les nomme coûtumierement gros & petit rouge.

Quant à celuy qui est figuré ſous la marque E. c'eſt un amande du gros noir dépoüillée de ſa pelure, pour montrer que ſa ſubſtance eſt diviſée en pluſieurs parcelles contiguës : ce qui eſt encor plus clairement demontré par la Figure F. où l'on affecte de la faire voir coupée tranſverſallement par le milieu.

Ce qu'on vient d'exprimer touchant les parcelles de chaque Amande de Cacao, eſt pour avoir lieu de dire que ces Amandes ſont ſi graſſes, qu'aprés les avoir tenuës ſur le feu dans une poële de fer, aſſez long-temps pour rôtir & pour briſer leurs pelures, ces parcelles ſe diviſent preſque d'elles-mêmes, en ſorte qu'en remuant alors le Cacao ſeulement avec la main, ſon integrité eſt détruite dans un moment.

Si avant cette preparation on mange de ces parcelles de Cacao, on trouve que leur goût eſt en quelque ſorte moyen, entre celuy de nos Amandes douces & celuy de nos Amandes ameres; car n'ayant ny la douceur des unes, ny l'amertume des autres, il ne laiſſe pas d'avoir quelque choſe de cette ſaveur qu'on trouve generalement dans toutes les eſpéces d'Amandes & de Noiſettes, & qui les fait diſtinguer de tous les autres fruits; mais tout de méme que cette ſaveur generale, eſt couverte dans toutes les eſpéces particulieres d'Amandes & des Noiſettes, d'un goût qui eſt ſpécifique à chacune, & qui dépend de la diverſe quantité & du different mélange de ſes principes; le Cacao a auſſi une ſaveur âpre & aſtringente qui étably ſon caractere particulier.

Il faut obſerver maintenant, que ſi les ſimples qui ont de l'âpreté, ont de l'aſtriction comme ceux qui ont de l'amertume, il eſt évident que les uns & les autres ont beaucoup de parties terreſtres & acides, & que ſi les âpres ſont plus ſupportables à la langue que les autres; c'eſt parce qu'ils ont beaucoup de particules capables d'addoucir l'action des autres Elemens. Or comme entre les Elemens des mixtes, il n'y a que les liquides & les étherez qui puissent faire cét addoucissement; que le Cacao n'a rien d'aqueux, & qu'au contraire il est si gras qu'on en peut tirer par expression une considerable quantité d'huile, il faut conclurre que les particules étherées sont encor un de ses principes prédominans, & que sans ce principe il ne seroit pas distingué des amers, d'où il faut inferer la possibilité qu'il y a d'en tirer des sels febrifuges, comme je l'ay étably en parlant du Sirop de Thé qui guerit les Fievres intermittantes, puisque d'ailleurs il est si aisé d'en separer l'huile.

Il étoit facile aux Voyageurs qui ont écrit les premiers du Chocolat, de reconnoître la graiſſe ſurabondante du Cacao, quand ils n'auroient eu aucune connoiſſance phyſique, puis que lors qu'on prepare cette pâte, cét excés de graiſſe paroît tres ſenſiblement dans la torrefaction, & dans la diſſolution de cette eſpéce d'Amandes ; outre que cette méme pâte étant étenduë ſur du papier en maſſe ou en tablettes, non ſeulement elle prend au frais la ſolidité qui luy eſt convenable ; mais on remarque encore qu'on la détache enſuite tres-facilement du papier, & qu'elle y laiſſe même des tâches ſi graſſes, qu'aux endroits de ces tâches, on ne le peut pas distinguer de celuy qui est huilé pour servir à des Chassis. Ajoutez que le Chocolat ainsi refroidi & solide, se peut tres-facilement liquefier de nouveau par le feu, & même par la simple chaleur de la main.

Mais il n'étoit pas à beaucoup prés si facile, de découvrir que cette graisse du Cacao est musilagineuse, affoiblissante, relâchante, & par consequent contraire à l'Estomach, dont la bonne disposition dépend de la vertu élastique de ses fibres & de la force de son levain. C'est pourquoy ceux d'entre les premiers & les nouveaux Autheurs qui ont reconnu l'abondance de la graiſſe du Cacao, ſe ſont efforcez d'établir une doctrine directement oppoſée à cette propoſition, en ſoûtenant que toutes eſpéces d'huiles ſulphureuſes étant inflammables & chaudes, il s'enſuivoit neceſſairement que le Cacao qui eſt fort gras, devoit auſſi être fort chaud.

Il eſt vray que quelques-uns de ces Autheurs, & entr'autres Monſieur Sylveſtre du Four, qui vient de mettre la main à la plume pour la deuxiéme fois, à deſſein de nous apprendre la nature & les proprietez du Chocolat, ſemble vouloir inſinuer que le Cacao eſt d'une qualité temperée; mais c'eſt ſeulement parce qu'il ſupoſe que les parties tereſtres & froides dont il le croit composé ; corrigent la chaleur potentielle qu'il croit être essentielle à ses parties grasses.

Mais si Mr du Four, & ceux qui l'ont precedé dans cette opinion, que toutes les huilles sont potentiellement chaudes, eussent apris comme moy que le Cacao frais cueilly est une espece de poison, & qu'ils eussent été assés bons naturalistes pour sçavoir la nature particuliere de chaque huile, ils auroient sans doute examiné de plus prés celle du Cacao, puis qu'ils n'auroient pas ignoré qu'il y en a plusieurs de la nature que je luy attribuë, par exemple celles qu'on tire par expression des Amandes douces, de la graine de pavot blanc, & des quatre grandes ſemences froides, & ils auroient pû apprendre par quelques eſſais, qu'encore que ces huiles ſoient inflammables par la ſurabondance de leurs particules étherées, elles ne laiſſent pas de contenir beaucoup de parties muſilagineuſes, & par conſequent froides & relâchantes, puis qu'en les expoſant à l'humidité, ils auroient eu le plaiſir de les voir en peu de temps reduites en ſimples muſilages.

Ils auroient encore pû experimenter que ſi toutes les huiles potentiellement chaudes gâtent le teint des Dames, celles-cy au contraire, & ſur tout celles qui ſont les plus muſilagineuſes & les plus froides, comme celle de la graine &

des ſemences que j'ay dites, luy donnent du frais, de la blancheur & de l'éclat.

Aprés cela reflêchiſſant ſur l'uſage qu'on fait à Mexique de l'huile de Cacao, où les Medecins l'ordonnent pour remedier aux inflammations & aux brûlures, & où les Dames s'en ſervent familierement pour l'embelliſſement de la peau, ils auroient du moins ſoupçonné qu'elle auroit bien pû être de la nature de ces huiles muſilagineuſes, & ils auroient incontinent paſſé de ce ſoupçon à une entiere certitude, en obſervant les indiſpoſitions, qui ſurprennent preſque tous ceux d'entre nous qui font un grand uſage

Chocolat;

Chocolat ; mais du moins ſingulierement & certainement tous ceux qui n'y ſont pas habituez dés l'enfance, & encor tous qui ont naturellement ou accidentellement l'Eſtomach foible.

Ce qui les auroit encore confirmé merveilleuſement dans cette opinion, eſt la facilité avec laquelle le Cacao s'unit & fait corps avec le Sucre ſans aucun intermede, & ſans qu'il ſoit beſoin d'autre myſtere que de les écraſer enſembles dans un mortier, ou ſur une pierre à l'aide d'une mediocre chaleur, ce qui dépend de la nature analogique de ces ingrediens : car on ne peut pas douter que le Sucre ne ſoit fort abondant en cette espéce de graisse gluante & musilagineuse, qui est pareillement abondante dans le Cacao, & qui produit tant de méchans effets, puis que les personnes qui ont l'Estomach tant soit peu foible, ne sçauroient manger une mediocre quantité de sucreries, sans ressentir bien-tôt une espéce de dégoût, & quelquefois même une indigestion considerable, ce qu'on ne peut raisonnablement attribuer qu'aux parties musilagineusses, relâchantes & affoiblissantes du Sucre; car les Physiciens scholastiques se mocquent des gens, lors qu'ils rapportent tous ces méchans effets à la prétenduë chaleur de ce mixte, puis qu'il ne se pourroit qu'un aliment ou un medicament potentiellement chaud ne produisist des effets tout contraires; outre que le Sucre n'est que le sel essentiel d'une espece de Canne, auquel on ne peut attribuer par consequent aucune chaleur prédominante, comme le sçavent ceux qui connoissent la nature des Sels essentiels.

Il est vray que le blanchiment du Sucre se fait par le moyen de la Chaux, dont il peut retenir quelques particules ignées; mais ces particules sont tellement embarrassées dans ses parties grasses & musilagineuses, & elles y sont proportionellement en si petite quantité, qu'elles ne peuvent au plus qu'y faire cette ſorte de correction qui luy donne plus de ſechereſſe & plus de ſolidité; en un mot qui le rend plus ſupportable dans le Chocolat, où il entre dans une quantité preſque auſſi conſiderable que le Cacao qui en fait la baſe, & où la Moſcoüate ou matiere du Sucre ne convient nullement, pour n'avoir pas été dégraiſſée par le blanchiment.

Enfin ils auroient achevé de ſe convaincre de la difference eſſentielle, qui ſe trouve entre les graiſſes chaudes & les graiſſes muſilagineuſes, par la difficulté qu'il y a d'incorporer les unes, & la facilité qu'on trouve à lier & amalgamer les autres avec l'eau & le lait ; car de ce que la graiſſe du Chocolat s'étend ſi aiſément dans ces deux ſortes de liqueurs, ils auroient conclud abſolument qu'elles different en nature de la pluſpart des autres graiſſes, & que cette difference dépend de ſes parties muſilagineuſes, qui ſont comme un moyen entre deux extrémes, & qui la rendent également analogique aux huiles & aux ſimples liqueurs.

Sur le fondement de ces puiſſantes conſiderations, j'ay dû conclurre qu'il étoit abſolument neceſſaire pour faire un Chocolat auſſi ſalubre qu'agréable, de ſupprimer la graiſſe ſurabondante du Cacao, & j'en ay recherché le moyen avec d'autant plus de succés, que par cette soustraction, on ne luy ôte point la proprieté de s'amolir suffisamment, pour étre incorporé avec le Sucre, & avec les autres ingrediens qui entrent dans la composition de cette pâte ; mais à l'égard du Sucre j'ay pensé que son blanchiment étoit une correction suffisante, par cette raison, que son musilage est composé de quelques parties resineuses & balsamiques, qui le rendent moins froid & moins relâchant que celuy du Cacao, ce qui fait qu'il n'a ny le fade ny l'insipide de celuy-cy, qui dans le Chocolat commun, émousse & envelope les parties délicates des parfums & des aromatiques qui pourroient chatoüiller plus agréablement le goût.

Au ſurplus cette preparation du Cacao dont je traiteray cy aprés plus particulierement, eſt ce qui a porté nos Artiſtes à donner à leur Chocolat le ſurnom de dégraiſſé, que les connoiſſeurs ont trouvé preferable à toutes autres ſortes de Chocolat, par cette raiſon qu'avec un Eſtomach tres foible, on en peut faire un grand uſage, ſans craindre d'en reſſentir aucune incommodité, ce qui eſt journellement experimenté, par les perſonnes mêmes qui ſont atteintes de toutes ces eſpéces de maladies qu'on rapporte à l'indigeſtion.

Si on veut ajoûter à ces experiences une sorte de raisonnement, on peut dire qu'aprés cette correction, on est certain que le Chocolat ne peut être qu'un tres bon aliment; car si d'un côté il reste quelque chose dans le Cacao de la qualité froide & affoiblissante, elle est rectifiée dans la composition de la masse, par l'addition des parfums & des aromatiques qu'on y fait entrer & dont il sera parlé cy aprés.

C'est pourquoy bien que le sçavant Monsieur Bachot n'aye avancé que par forme de problême, dans la fameuse Thése qui fut soûtenuë sous sa présidence le 25. Mars 1684. que le Chocolat bien preparé

preparé est une si noble confection, qu'elle est plûtôt que le Nectar & l'Ambrosie, la vraye nourriture des Dieux, & qu'elle meritoit mieux d'être divinisée, que les champignons de l'Empereur Claudius. J'ose présumer qu'il soûtiendra desormais tres affirmativement cette These, lors qu'il jugera à propos de conseiller à ceux dont il dirige la façon de vivre, l'usage du Chocolat dégraissé.

CHAPITRE III.

Des ingrediens que les Americains ajoûtoient au Sucre & au Cacao, dans la composition de leur Chocolat, avant la découverte de leur continent.

LEs ingrediens dont je dois parler dans ce Chapitre ne se trouvent point chés nos Droguistes, & quand on les pourroit trouver icy, je ne pense pas que personne les voulût faire entrer dans la composition du Chocolat, celuy des Indiens où on les fait entrer, n'ayant rien qui puisse flâtter nôtre goût ; c'est dequoy je puis rendre un témoignage certain, ayant eu pluſieurs fois occaſion d'en goûter, & l'ayant toûjours trouvé fade & mal plaiſant.

Cependant pluſieurs conſiderations m'engagent à faire connoître quels ſont ces ingrediens, & dans quelle doſe ils entrent dans cette ſorte de Chocolat. La premiere & la plus forte de ces conſiderations, eſt que les curieux qui veulent tout ſçavoir, ſeront bien aiſe d'en avoir au moins une deſcription abregée ; mais je ſçay d'ailleurs que ce tra té pourra être porté aux Indes, & que les goûts ſont ſi differends en fait de Chocolat, qu'il ſe pourroit faire que cette deſcription y ſeroit de quelque uſage, parmy quelques-uns des François qui s'y ſont établis.

L'Achiote qui eſt un de ces ingrediens, eſt le ſuc épaiſſi qu'on tire du fruit de l'Achiote Arbre fruitier de l'Amerique. Ce fruit eſt une graine rouge qui ſe trouve en grande quantité dans de groſſes gouſſes rondes. Quand on à tiré cette graine de ces gouſſes, on la pile & on l'exprime à la preſſe, pour en tirer le ſuc, qu'on expoſe enſuite dans un lieu chaud pour en faire en évaporer l'humidité, & quand il eſt épaiſſi à peu prés comme la pâte, on en forme des maſſes de differentes formes, qui étant entierement deſſechées ſont proprement ce qu'on appelle Achiote.

On dit que les Medecins de Mexique, l'ordonnent assez ordinairement dans la difficulté de respirer , dans la Fiévre , dans la dissenterie, dans la suppression d'urine , & generalement dans toutes les espéces de maladies qui dépendent de l'obstruction des visceres ; ce qui me fait juger qu'il doit avoir une legere amertume & une considerable acidité , neanmoins les Indiens le mettent en si petite dose dans leur Chocolat, qu'il semble que ce ne soit qu'à dessein de luy donner la couleur rouge.

Les Amandes du Cocos ou palmier des Indes y entrent aussi en petite quantité. Elles sont beaucoup plus grosses &

plus savoureuses que nos Amandes. On s'en sert à Mexique dans la confection des Massepains, des Macarons, & des gateaux d'Amandes. On les fait griller avec le Cacao pour exalter leurs parties grasses, & les déterminer à faire corps avec les autres ingrediens. Elles sont fort abondantes en ce principe. On fait de leurs écosses les tasses ou gobelets de Cocos, qui servent assez coutumierement dans toute l'Amerique à boire le Chocolat.

Les Noisettes Americaines sont aussi du nombre de ces ingrediens, & on les fait griller, comme il vient d'être dit des Amandes; quoy qu'elles ne soient pas si grasses: C'est pourquoy elles font ressentir un peu d'âpreté sur la langue comme nos Châtaignes encor vertes, dont elles ont à peu prés la grosseur, la figure & l'astriction ; ce qui fait qu'elles fortifient l'estomach, & qu'elles resistent aux vapeurs hypocondriaques.

Il est certain que le Mays entre dans le Chocolat Indien en assez forte dose, mais comme c'est une espéce de bled, dont la farine ne peut point rendre savoureuse une pâte qui ne se fermente point, j'estime avec quelques Auteurs qu'il n'est ajoûté à cette pâte que par œconomie, ou par maniere de sophistication.

Un Autheur François assure que le Mays n'est point differend du bled de Turquie ; mais je ne sçaurois être de son sentiment, puisque ce bled est toûjours d'un fort beau jaune, & qu'on sçait au contraire non seulement que le Mays ne tire jamais sur cette couleur, mais qu'il varie même en toutes couleurs, ses épics étant quelquefois noirs, & d'autres fois pourprez, bleus, & même bigarrez de toutes ces differentes couleurs. Au surplus c'est une sorte bled avec lequel on peut faire d'assez bon pain, & avec lequel on faisoit une Tizanne pour toutes espéces de maladies, avant que les Medecins de Mexique eussent inventé l'Atolle, qui est une autre eſpéce de Boiſſon tempe-rante & deſ-obſtruante.

La Fleur d'Orejevala entre pareillement dans la pâte indienne du Chocolat. Elle eſt ainſi nommée à cauſe que ſa forme a quelque rapport à celle de l'oreille. Elle eſt pourprée au dedans & verdâtre au dehors. Son odeur eſt plaiſante. Elle vient ſur un arbriſſeau que les Americains appellent *Xuchimacutzli*, ou *Huchmacutzli*. Pour être incorporée avec les autres ingrediens, elle doit être ſechée à l'ombre & enſuite pulveriſée.

Voicy maintenant la déſcription d'une eſpece de Chocolat indien, par où j'acheveray de ſatisfaire à la curiosité des personnes en faveur desquelles j'ay dû composer ce chapitre.

Prenez deux livres de Cacao grillé & mondé de ses pellicules, quatre onces d'Amandes, & pareille quantité de Noisettes indiennes grillées & mondées comme le Cacao, six onces de Mays, trois onces d'Orejevala, une once d'Achiote, & deux livres de Moscouate ou matiere du Sucre, pour former de tout une masse de Chocolat; suivant la methode qui sera cy aprés décrite.

Cette description m'a été donnée par Monsieur le Gras, qui a tres-long-temps voyagé & sejourné dans toutes les principales regions du continent de l'Amerique, où il a eu soin de s'instruire sur l'Histoire du Chocolat, dont il m'a fait la grace de me communiquer les principales circonstances.

CHAPITRE IV.

De la reformation du Formulaire des Indiens touchant la composition du Chocolat.

LEs Espagnols ayant pris racine dans les Indes, & ayant pourvû au necessaire & à l'utile, ils se mirent en devoir de rechercher le voluptueux, ce qui leur fit découvrir qu'une certaine plante de la nouvelle Espagne, produisoit une gousse fort aromatique qu'ils destinerent à la confection du Chocolat, à laquelle elle ajoûta en effet beaucoup d'agrément, ce qui leur donna lieu d'en supprimer les ingrediens dont il a esté parlé dans le chapitre precedent, si bien qu'ils ne composerent plus leur Chocolat qu'avec cette gousse, le Sucre & le Cacao y ajoûtant seulement un peu de Poivre d'Inde.

La Plante dont dont je veux parler, étoit nommée par les Indiens Tlixochitl, & ses gousses Mecasulhil. C'est une Herbe qui rampe le long des Arbres, & qui a les feüilles semblables à celles du Plantain, mais plus longues & plus épaisses; du reste elle ressemble assez bien à celle qui produit nos Aricots. Les Eſpagnols la nommerent Campêche. Je ne ſçay par quelle raiſon, mais ils donnerent à ſes gouſſes le nom de Vanilles, à cauſe que *Vanilla* en leur Langue ſignifie petite gaine ; & en effet ſi elles ſont conſiderablement longues, elles ſont auſſi fort étroites. Elles renferment une ſorte de grains tres menus, mêlez avec une eſpece de Pulpe noirâtre balſamique & tres odorante, ce qui fait qu'elles rendent le Chocolat tres ſavoureux, & qu'elles luy communiquent des proprietez admirables contre la pluſpart des maladies de la poitrine, & contre les venefices & poiſons ; c'eſt pourquoy on dit ordinairement que la poudre de Vanille est l'ame du Chocolat, & en effet celuy qui est preparé par les trompeurs sans Vanilles, est à mon sens une assez méchante Boisson.

Monsieur Ouel qui a beaucoup de terres & d'effets dans les Isles, où l'on fait un grand usage du Chocolat, a sceu par le rapport de quelques Espagnols Mexicains, que les Vanilles vertes ne sentent rien, & qu'elles ne deviennent odorantes que par une preparation secrette.

A l'égard du Poivre de Mexique, c'est le Poivre de Tabasco, que les Espagnols nomment Chilli, & que nous appellons Poivre d'Inde, ou Poivre rouge, parce qu'en effet ses gousses qui sont rondes vers la queuë & pointuës à l'autre extremité, sont d'un assez beau rouge. La pointe qu'elles donnent au Chocolat, accommode mieux le goût des Espagnols que le nôtre; c'est pourquoy il est assez rare qu'on en mette dans nôtre Chocolat : cependant il est quelques François qui aiment cette saveur âcre & picquante, & qui par cette raison preferent le Chocolat qu'on fait venir d'Espagne, & dans lequel le goût de ce Poivre se fait toûjours remarquer.

Voicy maintenant quel étoit le Formulaire de cette pâte, avant que les Espagnols y eussent ajoûté les parfums & les aromatiques dont il sera parlé cy aprés.

Prenez quatre livres de Cacao preparé comme il a été dit, trois livres de Sucre, dix-huit Vanilles, & quinze grains de Poivre d'Inde, pour faire du tout une masse de pâte suivant la methode.

Lors que le commerce fut assez bien étably entre les deux continens, pour que les Habitans de la nouvelle Espagne, pussent tirer de celuy-cy toutes especes de commoditez, ils ne manquerent pas d'en tirer la canelle & les Girofles, qu'ils ajoûterent bien-tôt aprés à la confection du Chocolat. Il y a peu de gens qui ne sçachent que la canelle est l'écorce d'un Arbre sauvage, qui vient sans culture en divers endroits des Indes

Indes Orientales, & particulierement dans les Isles de Java, de Malavar & de Zeïlan; & l'on sçait encor quelle est fort odorante, & fort agreable au goût; c'est pourquoy elle est comme tous les autres aromatiques cordiale, stomachique & diûretique.

Il en est de même des Geroffles, qui sont les fruits, ou selon quelques-uns les fleurs d'un Arbre qui croît aux Isles des Moluques; mais ils ont cela de plus que la canelle, qu'ils abondent en une huile tres odorante & tres spiritueuse, qui se détachent tres facilement de leurs parties terrestres, & qui donne une vertu cordiale & balsamique à toutes les compositions où ils entrent. Au surplus, ils sont trop connus dans le domestique, pour qu'il soit necessaire d'en parler icy plus particulierement, mais je ne dois pas obmettre, de raporter le Formulaire qu'on suivit dans la nouvelle Espagne, aprés que ces drogues y eurent été negociées.

Prenez quatre livres de Cacao preparé, trois livres de Sucre, quatre Vanilles, deux dragmes de canelle, huit Gerofles, & dix grains de Poivre d'Inde.

Le Musc & l'Ambre gris ne furent pas long-tems sans être de la partie. Le Musc est la matiere d'une tumeur, qui se forme tres souvent au nombril d'un animal du même nom, qui est assez semblable à un Chevreüil. Cét animal qu'on voit au Royaume de Pegu dans les Indes, ne se repaist ordinairement que d'Herbes aromatiques, d'où vient que cette matiere excrementeuse étant hors de cette tumeur, & exposée aux rayons du Soleil, devient un parfum tres suave, qui est tout ensemble cephalique, cordial & stomachique. L'Ambre gris est un Bitume qui découle de quelques fontaines dans la mer, où il se condense, & d'où il est jetté à bord, principalement sur le rivage des Isles Maldives, où il est digeré & exalté par la chaleur du Soleil. C'est le plus suave & le plus precieux de tous nos parfums, & par consequent celuy qui a dans un plus éminent degré les qualitez que je viens de dire. On verra par le Formulaire qui suit, le changement que fit au deuxiéme, l'addition de ces deux parfums.

Prenez quatre livres de Cacao preparé, trois livres de Sucre, douze Vanilles, une dragme de canelle, six Geroffles, huit grains de Poivre d'Inde, six grains d'Ambre, & trois grains de Musc, pour former la masse suivant la methode.

Cette derniere description est celle qui est la plus ordinairement suivie parmy nous, à cela prés que la pluspart des gens en suppriment le Poivre d'Inde, & que les plus délicats ſubſtituent à la canelle le *Caſſia lignea*, qui eſt une autre écorce qui ſe tire des mêmes lieux que la canelle, & qui n'en eſt preſque point differente quant à la forme ; mais qui a plus de délicateſſe pour l'odorat & pour le goût, ayant même cette proprieté, qu'étant tenuë bien long-temps dans la bouche, elle s'y reduit entierement en une eſpece de muſilage.

Il ſe trouve encor beaucoup d'autres formulaires entre les mains de divers particuliers, mais qui ne different de celuy cy, ny entr'eux mêmes, que dans la diverſité des doſes de la Vanille, de l'Ambre & du Muſc, à cela prés neanmoins, que quelques-uns ajoûtent aux ingrediens dont je viens de parler, quelques grains de Cardamome, ou une tres-petite quantité de Gingenbre, deux autres espéces de drogues Aromatiques, ayant les vertus tant de fois repetées, dont chacun peut faire tel usage que bon luy semblera par rapport à son goût, qui seul doit être consulté, lors qu'il s'agit du choix & des doses des parfums & des Aromatiques, qu'on veut faire entrer dans la composition du Chocolat, ayant tous à peu prés les mêmes proprietez.

Je ne sçaurois être neanmoins du sentiment d'un Comte Espagnol, qui veut que pour faire du bon Chocolat, on doive entierement ſupprimer la Vanille, & augmenter les doſes de l'Ambre & du Muſc ; car quand il ſeroit vray comme il nous l'aſſure, que la Vanille ſeroit mépriſée dans la nouvelle Eſpagne, pour être nommée le parfum des pauvres, ce mépris ne viendroit à mon ſens, que de ce qu'elle y ſeroit trop commune, & cela ne m'empêcheroit pas de la nommer icy le parfum des Riches, parce qu'elle y eſt fort chere, & qu'elle a d'ailleurs des qualitez qu'on ne ſçauroit trop eſtimer.

CHAPITRE V.

De la composition du Chocolat.

COmme on fait ordinairement une considerable quantité de Chocolat à la fois, & qu'il est bon que cette confection qui est assez longue, s'acheve neanmoins en un même jour, il est à propos aussi que deux personnes y travaillent concurremment ; car tandis que l'une s'occupe à preparer le Cacao, l'autre pulverise les parfums & les aromatiques.

Pour faire le Chocolat ordinaire, la preparation du Cacao ne consiste qu'à le griller en la maniere que je diray.

diray bien-tôt : mais pour faire un Chocolat dont l'usage ne puisse avoir aucune mauvaise suitte, il y a un peu plus de mistere, puisqu'il s'agit d'extraire du Cacao, la quantité surabondante de son huile froide & musilagineuse, sans neanmoins luy ôter ce-qu'il en doit avoir pour être savoureux, & pour faire corps avec le sucre. Je découvriray incontinent la façon d'y proceder, mais pour ne point sortir de l'ordre que je me suis proposé, je dois dire auparavant en quoy consiste la premiere preparation du Cacao.

Pour y proceder, il faut allumer un bon feu de charbons dans un fourneau, & placer ensuite sur le fourneau une bassine de fer ou de cuivre estamé, d'une capacité suffisante pour contenir au large trois ou au plus quatre livre de Cacao, qu'on fera griller dans cette bassine jusqu'à ce que sa pelure le quitte aisement, observant de le remuer continuellement avec une escumoire à confiures ou autre pareil instrument, afin que toutes les Amandes soient également grillées; puis ayant étendu une petite nappe sur le plancher, vous jetterés dessus vôtre Cacao ainsi grillé; & l'ayant recouvert avec une partie de la même Nappe, vous le remuerés avec les mains jusqu'à ce que toutes les pelures soient brisées, aprés quoy en le secoüant dans une baſſine, comme on fait le grain dans un Van, pour en ſeparer toutes les pelures qui voltigent & qui tombent par ce moyen, vous le grillerés de nouveau, juſqu'à ce que ſon huile ſoit ſuffiſamment exaltée, ce qu'on connoiſtra lors qu'il ſera autant grillé qu'il le peut être ſans tenir le moins du monde du brulé, alors en achevant de detruire ſon integrité avec un inſtrument de fer, & en liquifiant la graiſſe avec une mediocre chaleur, on le reduira en forme de pâte; à l'effet de quoy pluſieurs échauffent le fond d'un mortier de Bronze & l'un des bouts de ſon pilon, & pilent le Cacao dans ce mortier, duquel ils entretiennent la chaleur par le moyen d'un fourneau qui luy sert de pied; mais la plus ordinaire & la meilleure façon d'y proceder, est de l'écraser comme font les Indiens avec un rouleau de fer, sur une pierre dure & applatie qu'ils nomment meтate ou matatl & que nous appellons pierre à Chocolat, échauffant pareillement cette pierre avec un brasier qu'on met dessous un peu auparavãt, & qu'on y entretient autant qu'il est necessaire. La figure qui suit represente la posture dans laquelle on doit être pour cette operation, aussi bien que le brasier, le rouleau & la pierre.

pag. 247

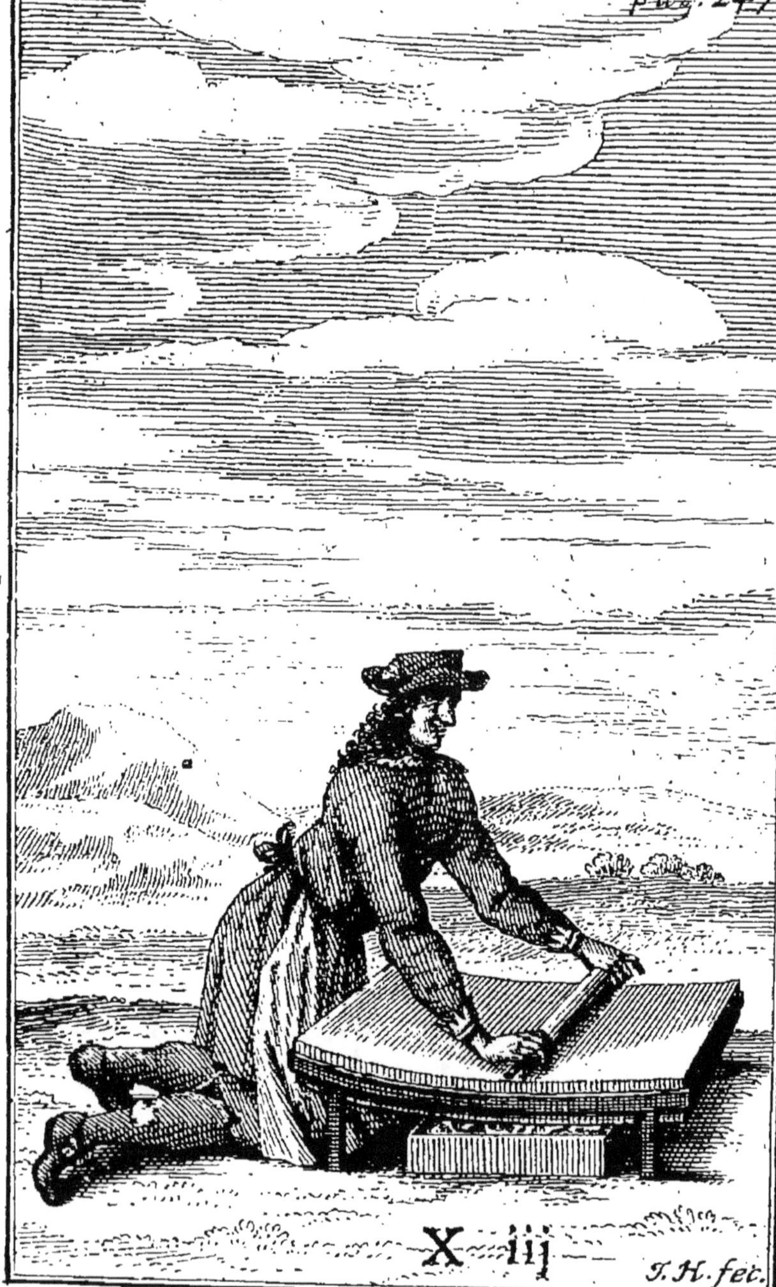

X iij

I. H. fec.

Posture d'vn homme faissant la paste de Chocolat.

J'ay dit que cette pierre devoit être dure, & j'ay eu grande raiſon de le faire, car il ſe detache de la pierre de taille commune, des parcelles qui s'in corporent avec la pâte, & qui étant avalées avec le reſte, font un embarras dans les reins, qui peut être la cauſes des obſtructions des vreteres, & par conſequent des coliques Nephretiques & de la generation des pierres ; cependant les Marchands qui n'ont en vuë que leurs propres intereſts, ne ſe ſervent jamais de pierres dures, non ſeulement par ce qu'elles ſont beaucoup plus cheres que les autres ; mais encore par ce qu'eſtant échauffées elles ſe caſſent beaucoup plus facilement. Je diray comment on se peut garantir des differentes surprises de ces Marchans en parlant du choix du chocolat.

Pour passer maintenant à la maniere de dégraisser le Cacao, il faut aprés qu'il a été ainsi liquefié, le mettre dans un sac de toile neuve & pleine, dont l'embouchure sera en suitte exactement consuë, puis ayant mis une feüille de fer blanc un peu plus que mediocrement chauffée, sur le fond du pressoir qui est representé à la page 253. & par dessus cette feüille un quarré de papier gris, on placera sur ce quarré le sac contenant le Cacao, qui aura été coupé à peu pres de la même grandeur ; puis l'ayant encore recouvert d'un quarré de papier, & ensuitte d'une feüille chaude de fer blanc, on imposera sur cette feüille la table superieure du pressoir, que l'on contraindra à exprimer le Cacao, par quelques tours de viz, pendant quoy on aura prés du feu deux autres feüilles de fer blanc, qui seront mises en la place de ces premieres avec deux nouveaux quarrés de papier, dés qu'on jugera que les deux autres seront autant chargés qu'il est possible de la graisse du Cacao, ce qu'on repetra jusqu'à dix ou douze fois, selon que le Cacao aura paru plus ou moins gras.

On pourra s'assurer alors

qu'il ſera autant dégraiſſé qu'il le doit être pour n'avoir aucunes mauvaiſes qualités, & qu'il aura neanmoins encore la juſte conſiſtance qu'il doit avoir, pour s'unir intimement avec le ſucre, & avec les autres ingrediens de la pâte, qui ſera beaucoup plus ſavoureuſe que celle du Chocolat ordinaire.

On pourroit encore degraiſſer le Cacao de deux autres manieres, ſavoir en diſtillant *per decenſum* ſa graiſe ſurabondante, comme on faic quelquefois celle des Geroſles, & encore en le mettant dans une baſſine aprés qu'il eſt broyé, avec de l'eſprit de vin auquel on mettroit le feu, & qu'on agiteroit en remuant le Cacao avec un inſtrument de fer, juſques à ce qu'il ſoit entierement conſommé: mais j'ay connu par experience que la methode precedente eſt de beaucoup preferable. Je travaille neanmoins à encherir ſur cette methode, & je fais pour cela des épreuves qui auront apparemment un prompt ſuccez, au moyen de la nouvelle Machine dont j'ay promis de donner la deſcription à la fin de cet ouvrage; mais ſur laquelle je n'ay encore pû faire toutes les experiences que je me ſuis propoſées, à cauſe des autres Machines que j'ay miſes cét Eſté en état d'étre publiées.

page 253.

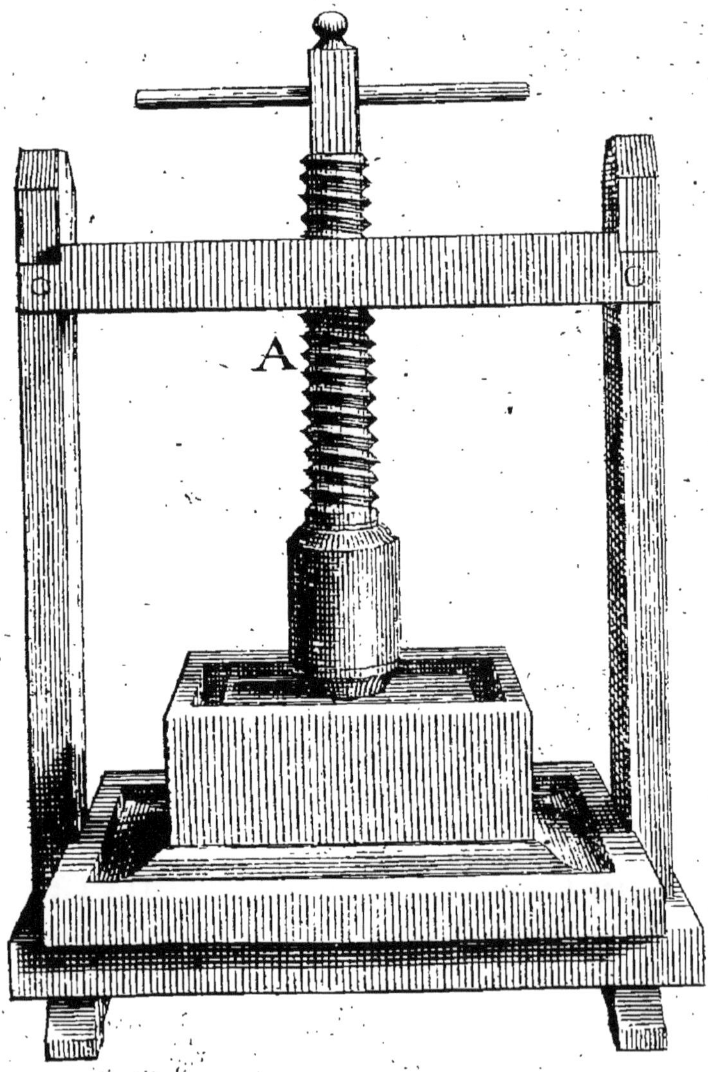

Presoir seruant a degraisser le Cacao.

Pour donner maintenant des instructions suffisantes sur les autres circonstances de la pâte de Chocolat. Je dois dire que le Cacao ainsi dégraissé, doit être mis de nouveau sur la pierre, & en suitte incorporé avec le sucre, qui doit être à cet effet auparavant pulverisé & passé par un tamis tres-fin, bien que dans la methode commune on se contente de le concasser grossierement, ce qui empêche qu'il ne s'unisse avec le Cacao aussi intimement qu'il est a souhaitter, d'où vient que le Chocolat ordinaire, à quelque chose de rude sur la langue lors qu'on le mange en tablettes.

Il faut encore remarquer que le sucre & le Cacao doivent être parfaitement incorporés ensembles, avant que d'y ajoûter les parfums & les Aromatiques, qui ne pourroient être long-temps agitez sur la pierre chaude, sans perdre beaucoup de leurs parties odorantes & savoureuses, ce qui se fait plus ou moins facilement, selon que ces parties sont plus ou moins delicates & subtiles; c'est pourquoy l'ambre & le musc doivent être pulverisés à part, afin de n'être ajoûtez à la masse, qu'aprés y avoir fait entrer la Vanille, la Canelle, & tous les autres aromatiques, qu'il est bon de pulveriser ensembles, par cette raison que ceux qui sont fort secs, facilitent la division de ceux qui ont de l'humidité comme la Vanille, ou de l'huille, comme les Gerofles, ce qui ne suffiroit pas neanmoins pour les disposer à passer par le tamis de soye (comme on le doit faire) si on n'adjoûtoit au tout quelques morceaux de sucre à diverses reprises, ce qu'on doit encore observer en pulverisant le musc & l'ambre, quoyque ces parfums ne doivent pas être tamisés pour n'en pas perdre beaucoup de parties.

Il est a remarquer que le Chocolat, où l'on fait entrer l'ambre & le musc, est ordinairement insupportable aux personnes qui sont sujettes aux vapeurs, mais qu'aussi sans ces parfums, on peut faire une ſorte de Chocolat fort agreable, ſeulement en augmantant le nombre des Vanilles, ſur leſquelles on doit avoir d'autant moins de menagement, qu'elles contribuent beaucoup aux proprietés du Chocolat dégraiſſé, c'eſt ainſi que nos artiſtes ont nommé celuy dont je viens d'enſeigner la preparation, & auquel on peut donner indifferemment la forme de tablettes, celle de rouleaux, ou celle de Maſſes.

Pour faire les tablettes, on met a certaines diſtances ſur des feüilles de papier blanc, des morceaux de la pâte encore chaude, plus ou moins gros, ſelon qu'on veut que les tablettes ſoient plus on moins grandes, & pour les former ou agite seulement ces feüilles, en les contournant & en les secoüant avec les deux mains, en sorte que la pâte s'estende suffisamment. Pour donner la forme à un rouleau, il ne faut que prendre une demie livre de cette pâte, & l'ayant mise au milieu d'une demie feüille de papier, en prendre les deux marges, & en l'agitant autant qu'il est besoin, contraindre cette masse a s'etendre en longueur; Enfin pour faire des masses quarrées de differents poids, il ne faut qu'emplir de cette même pâte, des moules de fer blanc tenant justement une livre, une demie livre, ou tels autres poids que l'on veut.

CHAPITRE VI.

De la ſophiſtication, du choix, de la conſervation, & du prix du Chocolat.

S'il y a quelque choſe dans le Chocolat ordinaire, qui puiſſe corriger en quelque ſorte les mauvaiſes qualités du Cacao non dégraiſſé, c'eſt principalement le ſucre & la Vanille; cependant j'ay découvert que les trompeurs preparent leurs Chocolat avec la moſcovate, c'eſt-à-dire avec la ſimple matiere du ſucre qui contient encore tout ſon muſilage, pour n'avoir pas paſſé par le blanchiment, où cette qualité vicieuſe reçoit quelque correction, & cela parce que cette matiere leur coute la moitié moins que le ſucre. Ils font pis encore; car ils en ſuppriment non ſeulement l'Ambre & le muſc, mais même les Vanilles, par cette raiſon quelles couſtent au moins ſix ſols la piéce, & même dans les temps où elles ſont un peu plus rares, juſques à dix ou douze ſols, & que neanmoins pour faireſans muſc ny Ambre un Chocolat d'une paſſable ſorte, il en faut au moins deux outrois pour chaque livre.

On peut bien juger que pour ſubſtituer les Vanilles, ils augmentent conſiderablement la doſe de la Canelle, dont la quantité excedante doit necessairement produire de méchans effets ; mais tout cela ne seroit rien, s'ils ne portoient leur sophistication & leurs tromperie jusqu'à cét excez, de preferer le plus petit Cacao, & d'en augmenter la quantité par de vielles amandes, ou même d'ajoûter à leur confection, une considerable quantité de la pâte des Faiseur de pains d'Espices, ce qui fait un salmigondys d'autant plus malfaisant, que la poitrine & le ventre sont tout ensemble irritez & troublez par l'action de la Canelle, des épiceries & du miel de cette pâte, ce qui est toûjours suivy de diverses indispositions, qui ne tirent que trop souvent à de dangereuses consequences.

C'est pourquoy lors qu'il s'agit de choisir du Chocolat, il faut bien s'appliquer à distinguer par l'odorat & par le goût, l'odeur & la saveur des veritables & des faux ingrediens, connoissance que je ne saurois communiquer, & qu'on ne peut acquerir que par une espéce d'habitude.

Mais il est bien plus facile de connoistre le Chocolat qui est trop vieux fait, ou qui a été mal-conservé, puisqu'il a ordinairement une espéce de moisissure à sa superficie, & qu'en le flairant on decouvre une odeur qui tient de l'aigre & du rance.

Aprés tout, on ne peut bien être assuré de la bonté du

Chocolat qu'en le faiſant preparer chez ſoy, ou en n'etabliſſant ſa confiance, que ſur la fidelité de perſonnes ſinceres & bien connuës. Je puis aſſurer neanmoins que ſans avoir aucun commerce avec nos Artiſtes, on peut en tirer d'eux ſans craindre d'être trompé, puiſqu'ils le preparent toûjours dans les conferences publiques, que nous tenons tous les vendredys depuis quinze années pour l'edification de la medecine; mais de quelques perſonnes fidelles qu'on le puiſſe prendre, on ne doit pas chercher le bon marché lors qu'on le veut avoir excellent, puiſque ſes differends degrés de bonté, dépendent principalement des diverſes doſes de l'Ambre du muſc & de la vanille, qui ſont des drogues aſſés cheres pour n'en pouvoir augmenter la quantité dans le Chocolat, ſans en rehauſſer le prix, c'eſt pourquoy je n'eſtime pas que le meilleur puiſſe être donné à moins de ſix francs la livre, celuy du ſecond ordre à cent ſols, celuy du troiſieme ordre à quatre francs, & enfin celuy qui eſt ſimplement paſſable à un eſcu.

Au reſte ſoit qu'on le faſſe preparer chez ſoy, ſoit qu'on le tire d'ailleurs, on ne doit s'en approviſioner au plus que pour une conſommation de deux ans, puiſque même avant l'eſcheance de ce terme, il commence a degenerer, ce qui ſe fait plutôt ou plus tard, ſelon qu'il eſt bien ou mal conſervé, c'eſt pourquoy pour prevenir cét inconvenient autant qu'il eſt poſſible, il faut l'envelopper dans du papier gris, le mettre ainſi enveloppé dans une boëte, & placer cette boëte dans une armoire qui ſoit en lieu ſec.

CHAPITRE VII.

De la Boiſon ou Breuvage de Chocolat.

LA plus ordinaire & la plus agreables façon de prendre le Chocolat eſt en boiſſon. Pour preparer cette boiſson on se sert coutumierement de vaisseaux semblables aux Caffetieres, avec cette seule difference que celles qui doivent servir au Chocolat, & qu'on nomme pour cette raison Chocolatieres ont un trou dans le milieu de leurs couvercles, pour passer le manche du moulinet dont-il sera bien-tôt parlé, ce qui est neanmoins d'autant plus inutile, qu'il n'est ny necessaire ny commode, de tenir la Chocolatiere couverte pendant qu'on se sert de ce moulinet; au reste soit que la Chocolatiere soit trouée soit qu'elle ne le soit pas, il suffit pour faire le breuvage dont il s'agit, d'y mettre une quantité d'eau proportionnelle au nombre

bre des prises qu'on veut preparer, & l'ayant mise devant le feu, d'y ajouter pour chaque prise au moment qu'elle commence à boüillir, les deux tiers d'une once de Chocolat rappé ou decouppé, & pareille quantité de sucre, pour laisser boüillir le tout environ durant un demy quart d'heure.

Il est a remarquer qu'il ne faut point mettre de sucre avec le Chocolat, lors qu'on veut mettre en usage le Sirop de vanilles, parce qu'il donne seul à ce Breuvage, toute la douceur & tout l'agréement qu'on peut souhaitter, en le mettant dans chaque chique à la quantité d'une cueïllerée, aprés y avoir verſé la liqueur de Chocolat, ſur laquelle on peut ſe diſpenſer de faire agir le moulinet lors qu'on la veut preparer de cette ſorte, ce Sirop la rendant aſſez agreable, ſans qu'il ſoit neceſſaire de la faire mouſſer.

Mais au contraire êtant preparée avec le ſucre elle ſeroit mal plaiſante, ſi avant de la verſer dans les chiques, elle n'avoit été aſſes longtemps agitée avec le moulinet, qui eſt une petite ſorte de maſſe de boüis dont la tête eſt diverſement cizelée, & dont le manche ou batonnet eſt aſſez long par rapport à la groſſeur de la tête, qui doit remplir preſque toute l'embouchure de la Chocolatiere, afin d'être autant massive qu'il le faut, pour donner beaucoup de mouvement à la liqueur, en contournant le batonnet dans la palme des mains, puisque c'est par ces mouvemens, que les parties de l'air s'insinuent dans la liqueur, & qu'elles la rarefient & la moussent, comme il arrive lors qu'on prepare la cresme fouëttée.

Lors qu'avec le moulinet on veut bien faire mousser le brevage de Chocolat, il faut que par proportion à la quantité de la liqueur, sa masse soit de telle hauteur, que sans toucher au fond de la Chocolatiere, dont elle doit être eloignée d'un demy travers de doigt, elle ne laisse pas d'être entierement noyée dans la liqueur, car si la partie superieure en excede la hauteur, la mousse ne se fait qu'imparfaitement, mais les Marchands de liqueurs qui ont leurs Chocolatieres tantôt pleines tantôt presque vuides, ne peuvent pas garder tant de mesures; c'est pourquoy quelques-uns d'entre eux, y ajoûtent des jaunes d'œufs cruds pour le mieux faire mousser, ce qui le rend indigeste & degoutant.

Au reste comme la mousse ne se fait qu'au dessus de la liqueur, on à coutume de la verser dans la chique à diverses reprises, & c'est pour cela qu'il seroit incommode de passer le baton du moulinet dans le trou du couvercle, puiſqu'il faudroit l'oter & le remettre à chaque repriſe, outre que la Chocolatiere étant bouchée, l'air qui doit ſervir à la generation de la mouſſe, ne s'inſinuë dans la liqueur en quantité ſuffiſante que dans un trop long eſpace de temps.

J'ay dit que la precaution de boucher la Chocolatiere pendant qu'on mouſſe le Chocolat, étoit auſſi inutile qu'incommode, & j'ay eu raiſon de l'advancer ; car il n'en eſt pas du Chocolat comme du Thé & du Caffé, dont les parties volatiles ſe diſſipent tres-facilement, puiſque celles du Chocolat ſont plus embaraſſées dans ſes parties grasses, & qu'il est assés probable d'ailleurs, que la plûpart des parties odorantes qui s'exhalent des parfums, retournent circulairement vers leurs masse comme celles de l'Aymant; puisqu'il n'y a point de parfums qui ne subsiste un temps tres-considerable, malgré la prodigieuse & continuelle dissipation de ses parties plus efficaces.

Il y a encore cette observation à faire, qu'on se sert de la masse du moulinet pour entrainer la mousse de la liqueur, à mesure qu'on la verse dans la chique, ce qui doit engager encore à ne point embarasser son manche dans le trou du couvercle.

Par toutes ces considerations, je tiens que le couvercle des Chocolatieres ne doit point être percé, & qu'elles ne doivent être par consequent aucunement differentes des Caffetieres, dont le Filtre sert utilement pour retenir le marc plus grossier du Chocolat. Il seroit inutile d'en donner encore une fois la figure; mais je ne me dispenseray pas de donner icy celle ces moulinets, avec les differentes cizelures qu'on y peut faire.

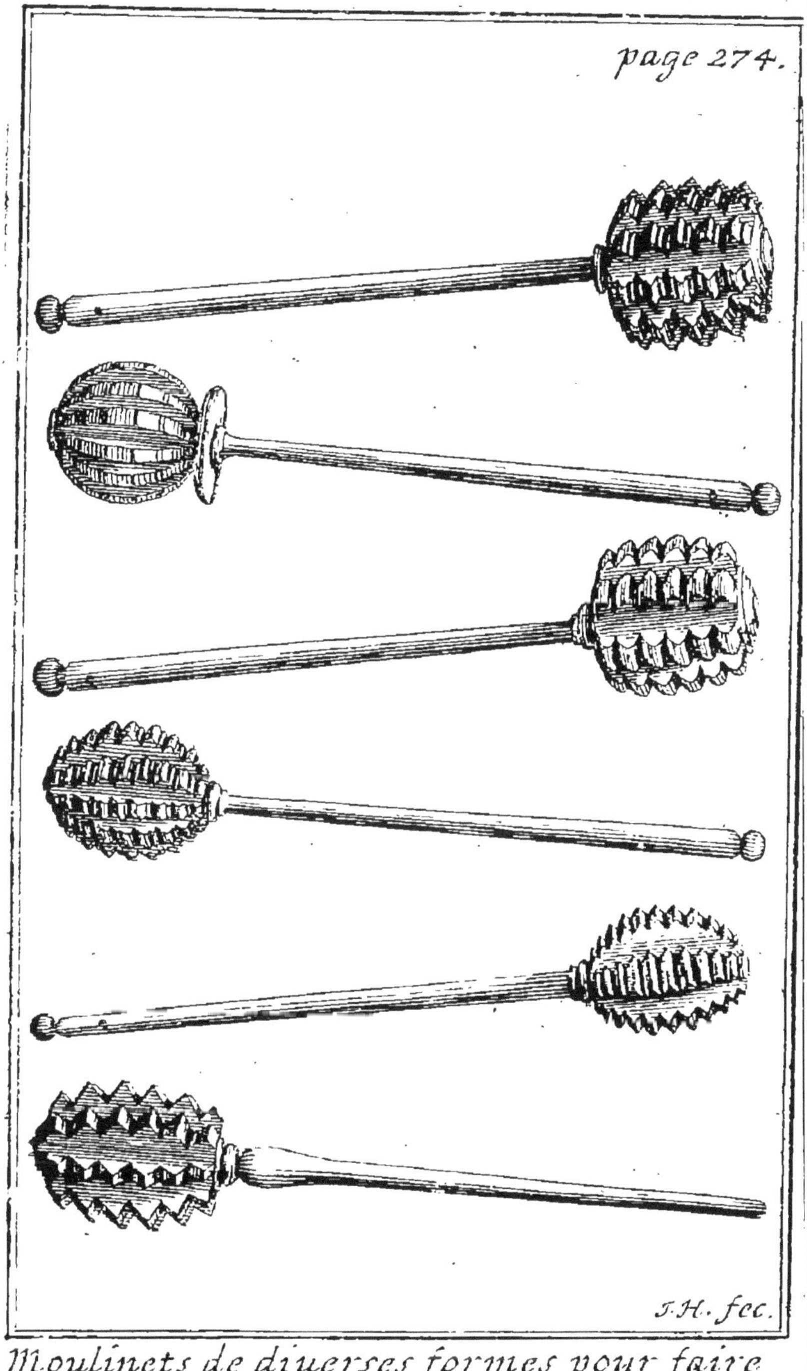

Moulinets de diuerses formes pour faire mousser le Chocolat.

Au ſurplus le Chocolat des Indiens ſe mouſſe beaucoup plus facilement que le nôtre, non ſeulement à cauſe de la farine de Mays qui entre dans la compoſition de la pâte ; mais encore parce que dans la preparation de ce brevage, ils preferent à l'eau commune, une ſorte de boiſon uſuelle qu'ils nomment Atolle, & qui eſt encore faite avec la même farine detrempée & cuitte dans de l'eau ; mais il leur eſt aſſez ordinaire d'ôter une partie de cette mouſſe, ce qui degraiſſe en quelque ſorte leur Chocolat, en quoy il ne ſeroit peut-être pas inutile de les imiter, puiſque le Breuvage de Chocolat ne ſauroit être trop maigre n'y trop liquide ;

& c'eſt par cette raiſon que j'ay ordonné pour chaque priſe une doſe de pâte beaucoup moindre, que celle qui a été preſcritte par tous les Auteurs qui m'ont precedé, & que celle même qui eſt de l'uſage le plus ordinaire.

Mais il ſeroit dangereux à l'exemple de quelques Indiens, de preparer à froid le breuvage du Chocolat, & encore plus de le faire à la glace à l'imitation des Ita liens, puiſque de la ſorte, il eſt capable de ruiner en peu de temps l'Eſtomach le plus chaud, & d'amortir le plus fort levain digeſtif.

Au contraire on peut s'aſſurer que le Chocolat clair, degraiſſé, preparé avec le Sirop de vanilles, & bû par gorgées autant chaud qu'il est possible, ne peut jamais être nuisible; puis qu'avec un Estomach tres-foible on en peut faire un fort gand usage, sans craindre d'en ressentir aucune incommodité, ce qui est journellement experimenté, par les personnes mêmes qui sont atteintes, de toutes ces espéces de maladies qui dependent de l'indigestion.

Il y a encore cette notable difference, entre le Chocolat degraissé & le Chocolat commun, que le premier n'a aucunes parties qui puissent boucher les pores ny obstruer les vaisseaux, au lieu que la graisse musilagineuse du dernier, doit necessairement faire des obstructions & empêcher la transpiration, d'où vient qu'il cause une repletion incommode, dans presque tous ceux qui sont naturellement gras ou qui sont disposés a le devenir.

C'est peut estre par cette raison, que certains Casuistes soûtiennent qu'il rompt le jeûne, mais si le Cardinal Brancacio qui étoit d'une opinion contraire, assure dans une dissertation qu'il a faite exprés, qu'une tasse de Chocolat ne tire à cét égard à aucune consequence, pourveu qu'elle soit prise par une espéce de necessité, & non pas à dessein de se soustraire à l'obeissance qu'on doit à l'Eglise, il auroit trouvé de de bien plus fortes preuves de cette vérité en faveur du Chocolat degraissé, car outre qu'il ne tient pas plus de l'aliment que du remede, la boisson qu'on en fait n'ayant que tres-peu de parties grasses & materielles, ne doit être considerée au plus que comme le vin, la bierre, & les autres boissons usuelles, dont l'Eglise permet un usage reservé dans les heures d'abstinence.

Aprés tout, si l'on pretend qu'on ne doit employer la pâte du Chocolat commun que deux mois aprés qu'elle est faite, pour n'être pas trop grasse & trop relachante, on doit conclure de ce qui a été cy devant observé, qu'il est inutil d'apporter la même precaution à l'égard du Chocolat dégraissé, puisque si nouveau qu'il puisse être, il est destitué de sa graisse surabondante, & par consequent depoüillé de ses qualités nuisibles ; c'est pourquoy on peut le manger en tablettes sans en craindre aucun inconvenient, & j'ay même observé qu'il se conserve facilement dans sa bonté beaucoup plus long-temps que le Chocolat commun, ce qui le rend preferable pour ceux qui s'engagent à de longs voyages, ou qui le negotient en des pays éloignez.

On voit des gens qui boivent de l'eau peu avant que

de boire du Chocolat commun, fondé ſur cette fauſſe opinion, que le Chocolat eſt de la nature des alimens chauds dont il eſt bon de prevenir les meſchans effets par leurs oppoſez, en quoy ils s'abuſent d'autant plus, qu'au contraire il ne peut cauſer que les effets ordinaires des choſes les plus froides & les plus indigeſtes: mais au reſte cette mauvaiſe precaution eſt encore plus inutile dans l'uſage du Chocolat dégraiſſé, qui eſt un aliment medicamenteux des plus temperés & des plus temperans.

CHAPITRE VIII.

Des proprietés du Chocolat.

APrés avoir expliqué aſſés clairement, la nature & la bonne preparation du Chocolat, je dois preſumer que les perſonnes intelligentes, comprendront facilement d'où dependent ſes diverſes proprietés, aprés que je les auray ſimplement deduites; c'eſt pourquoy ſans m'engager dans ce chapitre à faire d'inutiles raiſonnemens, j'expoſeray ſimplement les obſervations que je dois à l'experience, & je ne m'expliqueray au plus, que ſur l'uſage qu'on doit faire de cette

boiſſon

boiſſon dans chaque maladie.

Or étant pris avec le Sirop de Vanilles à differentes heures du jour, & ſur tout le ſoir en ſe mettant au lict à la quantité de deux priſes, il eſt d'un effet également prompt & aſſuré, pour ſuſpendre le mouvement immoderé de la matiere du Rheume & des fluxions de Poitrine, pour émouſſer les parties ſalines & irritantes de la ſeroſité qui excite la toux, pour éteindre les inflâmations de la gorge & de la pleure, pour calmer les differentes cauſes des inſomnies, & pour reparer la fatigue des predicateurs, & des autres perſonnes qui s'engagent frequemment à ſoûtenir des actions publiques.

Preparé de la méme maniere, il est aussi d'un grand secours pour amortir la bile épanchée qui provoque les vomissement, & qui fait les coliques bilieuses, le *colera morbus*, la diarrhée & la dissenterie.

C'est encore un remede tres-efficace dans la Fiévre éthique, je veux dire dans cette secheresse de Poitrine qui conduit à la pulmonie, dans laquelle maladie on peut encoré s'en servir tres-utilement, pour en arrêter le progrez & pour en addoucir les incommodités, sur tout si en place d'eau on le prepare avec le laict, qu'il faut écremer au aucommencement de son ébullition.

Si on le prepare avec le Sirop de coins, & qu'on y adjoûte quelque gouttes de teinture d'or ou d'Essence d'ambre, il remediera tres-efficacement aux indigestions & aux palpitations de cœur, si bien que dans le besoin il pourroit servir tout ensemble d'une nourriture suffisante, & d'un remede aux plus familieres indispositions.

Reste à dire qu'en faisant cette boisson un peu plus claire qu'à l'ordinaire, & y mettant le Sirop de Caffé en place de celuy de vanilles, il aura presque toutes les proprietés que j'ay attribuées au Caffé, ce qui ne peut être que fort agreable & fort util, aux personnes qui haissent le goût du Caffé, & qui se trouvent neanmoins atteintes des indispositions ausquelles il convient.

CHAPITRE IX.

Du Sirop de Vanilles.

J'Avois seulement communiqué à nos Artistes, le secret du Sirop de Vanilles, que je ne voulois publier, qu'avec les autres découvertes que je reserve pour le Journal de Medecine, mais il a trop de rapport avec ce traité, pour que je l'en puisse raisonnablement detacher ; en voicy la composition.

Mettés dans une pinte d'eau boüillante une poignée de fleurs de Borrache, autant de celle de Buglosse, & une dragme des sels fixes & essentiels de Cacao ; mettés en même temps apart dans une autre pinte d'eau boüillante, deux poignées de fleurs de pavot rouge, & une dragme de teinture d'or; laissés infuser ces choses à froid durant six heures, puis ayant passé ces deux teintures par la chausse claire, mettés les dans une bassine avec six livres de sucre fin en poudre; faites boüillir ce mélange à petit feu, & quand il sera à my-cuite, adjoûtés-y quinze belles Vanilles pulverisées; observant de les étendre dans toute la liqueur, en l'agitant avec une spatule de bois ou d'argent ; puis ayant encore donné un quart de cuitte à vôtre Sirop, clarifiez-le en le passant par la même chausse, puis l'ayant remis dans la bassine adjoûtés-y trois onces de Sirop d'œuillets, & le cuisés jusqu'en consistance.

On donne ce Sirop avec beaucoup de succez pour adoucir & pour digerer la matiere du Rheume & des fluxions de poitrine, pour arrêter la toux, pour remedier aux défaillances, pour calmer les esprits irrités, & pour rectifier les mouvemens depravés du sang.

Dans ces differentes occasions, on peut le prendre seul à la quantité de deux ou trois cuëillerées, mais dans les fiévres continuës & malignes, il ſeroit mieux de mettre cette doſe, dans quatre onces deau de fleurs d'orange ou de Meliſſe, de même que dans le Rheume, & dans les fluxions de poitrine, on doit comme il a été dit, le mettre en place de ſucre dans le Chocolat dégraiſſé.

Cette dernière façon de le prendre ſera auſſi tres efficace dans les indigeſtions, dans les vomiſſemens, dans les coliques, dans la diarrhée & dans la diſſenterie, mais comil eſt des perſonnes qui ont une averſion inſurmontable pour le Chocolat, il eſt bon de dire qu'on peut auſſi le prendre dans le Thé ou dans le Caffé ſimple, ou dans le laict Caffeté, c'eſt à dire dans la teinture de Caffé tirée avec le laict.

Au ſurplus ſoit qu'on mette ce Sirop dans le Chocolat, dans le Caffé, ou dans le Thé, on peut s'aſſurer qu'il en augmente autant l'agréement que les vertus : & par-deſſus tout cela, on peut ſans ſcrupule en rendre l'uſage auſſi familier, que celuy des meilleurs & des plus communs alimens, ne pouvant cauſer aucune alteration nuiſible, en ceux mêmes qui joüiſſent d'une parfaite ſanté, à la difference de toutes les autres choſes qui peuvent être conſiderées comme remedes.

CHAPITRE X.

Du Chocolat Anti verien.

QUoyque j'aye rangé le Chocolat ſous le genre des Cordiaux, & que la nature aye beſoin d'être fortifiée par ces ſortes de remedes, pour reſiſter à la malignité des venins, dont la matiere venerienne eſt une eſpéce, il ne faut pas croire neanmoins qu'il ſoit d'une conſequence eſſentielle, pour l'action du ſpecifique dont je vay parler, puiſque ſans rien perdre de ſa vertu, il pouroit être donné en forme d'Opiate, ou en toute autre conſiſtance, & qu'il n'a été incorporé dans cette pâte que pour en faciliter l'usage: c'est pourquoy ce n'est pas icy le lieu d'en faire la description, mais ayant desja tant fait de bruit sous le nom de chocolat antivenerien, je ne puis me dispenser de donner au moins une idée de sa nature, & quelques regles pour son usage, afin que ceux qui ayment le Chocolat, & qui auront le malheur de se trouver atteints de la plus universelle des maladies galantes, y puissent trouver les éclaircissemens necessaires pour leur consolation, & pour se tirer de la peine qu'ils auroient à comprendre, ce qu'on entend par ce nom de Chocolat antivenerien.

Or l'experience qui a montré que le mercure ou vif argent eſt un tres puiſſant remede contre cette maladie, a fait connoître que ſon uſage eſt egalement dangereux & difficile à ſupporter. Les Artiſtes experimentés attribuënt ſes proprietez à ſa crudité & ſes mauvaiſes qualitez à ſa propre nature. Cõme celuy qu'on tire du plomb & de l'étain, leur perſuade qu'il eſt la ſemence au moins de la plûpart des metaux, la diverſe conſiſtance de ces metaux, leur fait conclure à bon droit, qu'étant capable d'une parfaite digeſtion, il doit être la propre matiere de l'Or, qui eſt tres maleable, qui eſt fort peſant, & qui eſt ſi analogique avec luy, qu'ils s'uniſſent naturellement enſembles, toutes les fois qu'ils sont approchés par une mediocre distance.

Ces considerations me firent préjuger autrefois, que l'Or contenoit en luy un mercure si parfait & si éxcellent, qu'il pouvoit avoir toutes les vertus du mercure vulgaire sans en avoir les deffauts. Dans cette pensée je m'attachay à travailler sur la marcassite ou mine d'or, & je le fis avec de succés, que je trouvay la preparation du plus excellent anti-venerien qu'on puisse jamais inventer, puisqu'il guerit radicalement la maladie que j'ay ditte en un mois ou environ, & que son usage est si facile & si innocént qu'il agit pendant le sommeil, qu'il ne donne aucune émotion incommode, & qu'on pourroit en user sans inconvenient beaucoup au delà de la cure.

Pour en tirer le bon effêt que je viens de dire : je fais donner le premier jour au malade, une prise de l'extrait purgatif de nos Artistes, & trois heures apres un boüillon, ou un demy verre de vin blanc, sans observer d'ailleurs pour ce jour, n'y même pour tout les temps de la cure, aucun autre regime universel, que celuy de ne point trop charger son estomach ny en dinant ny en soupant, & d'eviter l'usage coutumier ou excessif, du veau, du porc, du poisson, de de la patisserie, des fruits, & des legumes.

Ie dis expres l'usage excessif, ou coutumier ; car en quelques rencontres, une petite quantité de ces choses ne peut tirer à nulle consequence, sur tout en ceux qui digerent bien : on peut même sans scrupule boire du vin aux repas suivant l'habitude ordinaire, mais aux autres heures du jour, ou doit preferer les eaux mineralles de sainte Reine, ou une tizanne preparée avec le polipode, & le bois de geniévre ; observant d'user seulement de l'une, ou de l'autre de ces boissons, le deuxieme jour de la cure sans faire aucun autre remede.

Le troisiéme jour je fais reïterer le même purgatif avec le même ordre : & le quatrieje fais donner au malade le soir en se couchant, & au moins deux bonnes heures apres avoir soupé une tablette du Chocolat anti-venerien, & je luy fais boire incontinent apres la quatrieme partie d'un demy septier, ou de vin de Bourgogne, ou de vin d'Espagne, ou de vin muscat, ou d'Hypocras ou d'eau clairette suivant le goust, ou selon que ces choses se trouvent plus commodement ou plus difficilement.

Apres cela l'ayant fait coucher dans un lit bassiné, & luy ayant humecté toute la peau, avec l'esprit de vin composé de nos Artistes, je luy fais mettre une bouteille plei-d'eau chaude à la plante des pieds, & quelquefois encor deux autres ſous les aiſſelles, & l'ayant fait couvrir une fois plus que de coutume, je le laiſſe en cét état attendre la tranſpiration des humeurs, qui dans les premiers jours, ne va quelquefois guere plus loin que la moiteur, mais qui n'eſt pas long-temps ſans paſſer à une ſueur copieuſe.

Le cinquieme jour je repete la même choſe, le ſixieme je reviens aux purgatifs, les ſeptieme & hûitiéme je repete encor ce que j'ay fais dans le quatriéme & dans le cinquieme, enfin le neuvieme je donne de nouveau le purgatif, & je continuë ainſi juſques à la fin de la cure, a donner alternativement deux jours du ſpecifique & un jour du pur gatif, cette methode n'étant variée que dans quelques occasions particulieres, dans lesquelles je dois m'accomoder aux dispositions extraordinaires des personnes que je traite.

Reste à faire observer, qu'encor que ces remedes puissent guerir radicalement la maladie dont il s'agit ; elle est quelquefois accompagnée d'autres especes de maladies galantes, par exemple des ulceres & des carnosités de l'uretre, pour la guerison desquelles on doit adjoûter à la cure universelle, les remedes particuliers qui leurs conviennent ; de même que la carie des os doit être corrigée par le fer ou par le feu, suivant les regles de la Chirurgie, étant impoſſible d'y remedier par quelque autre moyen que ce ſoit, ny même par la ſalivation mercurielle, ſi longue & ſi violente qu'elle puiſſe être.

www.ingramcontent.com/pod-product-compliance
Ingram Content Group UK Ltd.
Pitfield, Milton Keynes, MK11 3LW, UK
UKHW031919260826
14628UKWH00003B/1296

9 782012 192034